BEI GRIN MACHT SICH IHR WISSEN BEZAHLT

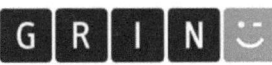

Felix Diener

Das visuelle Verarbeitungssystem des Menschen

GRIN Verlag

Bibliografische Information der Deutschen Nationalbibliothek:

Die Deutsche Bibliothek verzeichnet diese Publikation in der Deutschen National-
bibliografie; detaillierte bibliografische Daten sind im Internet über http://dnb.d-
nb.de/ abrufbar.

Impressum:

Copyright © 2008 GRIN Verlag GmbH
Druck und Bindung: Books on Demand GmbH, Norderstedt Germany
ISBN: 978-3-638-92418-4

Dieses Buch bei GRIN:

http://www.grin.com/de/e-book/88272/das-visuelle-verarbeitungssystem-des-men-
schen

GRIN - Your knowledge has value

Der GRIN Verlag publiziert seit 1998 wissenschaftliche Arbeiten von Studenten, Hochschullehrern und anderen Akademikern als eBook und gedrucktes Buch. Die Verlagswebsite www.grin.com ist die ideale Plattform zur Veröffentlichung von Hausarbeiten, Abschlussarbeiten, wissenschaftlichen Aufsätzen, Dissertationen und Fachbüchern.

Besuchen Sie uns im Internet:

http://www.grin.com/

http://www.facebook.com/grincom

http://www.twitter.com/grin_com

Universität Freiburg

Institut für Psychologie

Abteilung Neuropsychologie

Seminar: Neurobiologische Grundlagen I

Das visuelle Verarbeitungssystem
des Menschen

vorgelegt von Felix Diener

Inhaltsverzeichnis

Zusammenfassung

In der vorliegenden Arbeit sollen die funktionalen Mechanismen sowie die neuronalen Strukturen des visuellen Verarbeitungssystems des Menschen dargestellt und erläutert werden. Die vorangestellte Zusammenfassung soll einen kurzen Überblick über die bei der visuellen Verarbeitung beteiligten Strukturen geben.

Die Verarbeitung der visuellen Reize beginnt in den Netzhäuten der Augen, eintreffende Lichtreize werden von den Fotorezeptoren der Netzhäute aufgenommen. Die Weiterleitung der visuellen Information zum Gehirn erfolgt dann über die retinalen Ganglienzellen, deren Axone die Sehnerven bilden. Über eine Zwischenstation, einem Kern des Thalamus, dem Corpus geniculatum laterale, gelangen die Reize schließlich zum primären visuellen Kortex im Okzipitallappen. Hier finden erste Analysen der eintreffenden Informationen statt. Neben dem primären visuellen Kortex liegen weitere Areale, die für die weiterführende visuelle Verarbeitung verantwortlich sind. Einzelne Regionen dieses extrastriaten Kortex sind für unterschiedliche Reize sensibel, so sprechen z.B. Neurone in einer Region auf die Farbe eines Reizes, nicht aber auf seine Bewegungsrichtung an. Jedes extrastriate Areal ist somit für die Verarbeitung unterschiedlicher visueller Merkmale zuständig. Klinische Untersuchungen konnten zeigen, dass die Analyse visueller Informationen entlang zweier Pfade erfolgt, einem ventralen, der im inferioren Temporalkortex endet und einem dorsalen, der zum posterioren Parietalkortex führt. Beide Pfade bestehen aus einem System funktional miteinander verbundener Regionen. Der ventrale Pfad dient vornehmlich der Form- und Farbwahrnehmung, entlang des dorsalen Pfads werden Informationen zur räumlichen Lokalisation und zur Bewegung von Objekten ausgewertet.

Einleitung

Die meisten Eindrücke über die Welt gewinnen wir, neben der auditiven Wahrnehmung, durch unsere visuelle Wahrnehmung, das Sehen verhilft uns dabei vor allem Dinge in unserer Umwelt zu erfassen und sie zu lokalisieren. Wir können somit zu Recht behaupten, dass unser visuelles System ein wertvolles Gut ist, wenn es darum geht Alltagsprobleme als auch berufliche Probleme zu bewältigen. Ein Verlust der visuellen Wahrnehmung ist mit zahlreichen Einschränkungen und Problemen verbunden, ohne fremde Hilfe sind diese oft kaum zu bewältigen. Trotz dass wir uns dieser Tatsache bewusst sind, nehmen wir die visuelle Wahrnehmung oft als selbstverständlich hin und wissen gar nicht welch komplexes System sich dahinter verbirgt.

1. Auge und Netzhaut

Das Auge steht am Anfang der Sehbahn, hier treffen die Lichtreize aus der Umwelt ein, werden aufgenommen und über den Sehnerv zum Gehirn weitergeleitet.

Der Aufbau des Auges (vgl. Abb. 1) lässt sich kurz folgendermaßen schreiben: Die feste, weiße Außenschicht des Auges nennt man Lederhaut, sie ist undurchsichtig und ermöglicht keinen Lichtdurchtritt, die Hornhaut im vorderen Bereich hingegen ist durchsichtig, das Licht tritt hier von außen ein. Unter der Lederhaut liegt die Aderhaut, hier befinden sich viele Blutgefäße, die die anliegenden Schichten mit Nähr-

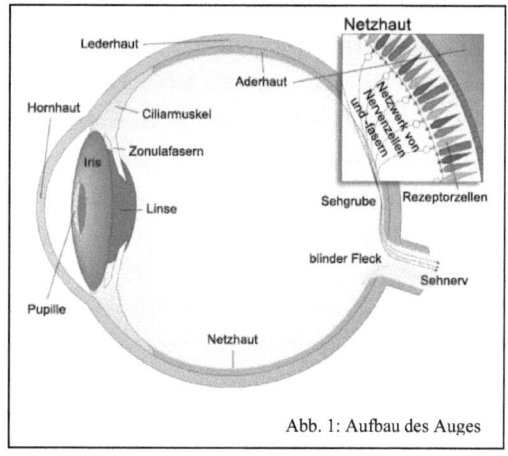

Abb. 1: Aufbau des Auges

stoffen und Sauerstoff versorgen. Nach vorne geht die Aderhaut in die Ciliarmuskeln über, die für Veränderungen der Linse zuständig sind. Diese Veränderungen ermöglichen es dem Auge das Bild naher und entfernter Gegenstände auf der Retina zu fokussieren. Diese Anpassung nennt man Akkomodation. Der vorderste Teil der Aderhaut schließlich bildet die Regenbogenhaut (Iris), diese reguliert durch Größenänderung der Pupille die Lichteintrittsmenge.

Die innerste Schicht des Auges nennt man Netzhaut (vgl. Abb. 2), hier befinden sich die Fotorezeptoren, die die Lichtreize in, für das Gehirn verständliche, elektrophysiologische Reize umwandeln. Es lassen sich zwei unterschiedliche Arten von Lichtsinneszellen unterscheiden, die Stäbchen und die Zapfen. Die Verteilung der Fotorezeptoren auf der Netzhaut ist ungleichmäßig, an der Austrittsstelle des Sehnerven befinden sich aus rein anatomischen Gründen keine Fotorezeptoren, diese Stelle nennt man deshalb auch den blinden Fleck, trotzdem haben wir kein Loch in unserem Gesichtsfeld, da das Gehirn das Bild für uns automatisch ergänzt. An einer anderen Stelle sind besonders viele Zapfen, dies ist der Ort des schärfsten Sehens und wird als Sehgrube (Fovea centralis) oder auch gelber Fleck bezeichnet (vgl. Abb. 1). Wollen wir einen Gegenstand möglichst scharf sehen, fokussieren wir sein Bild auf der Fovea. Die beiden Arten von Fotorezeptoren unterscheiden sich nicht nur in ihrer Verteilung und Anzahl auf der Netzhaut (ca. 6 Millionen Zapfen und 120 Millionen Stäbchen), sondern auch in ihrer Funktionsweise. Für das Sehen bei Dämmerung oder bei Nacht sind vor allem die Stäbchen wichtig, sie sind wesentlich lichtempfindlicher und befinden sich vorwiegend in der Peripherie der Netzhaut. Die Zapfen hingegen sind für das Farbsehen zuständig und rea-

gieren somit auf Licht unterschiedlicher Wellenlängen, es lassen sich Rot-, Grün- und Blau-Zapfen unterscheiden. In der Retina befinden sich außerdem Horizontal- und Amakrinzellen, diese beiden Zelltypen übertragen Informationen in einer zur Oberfläche parallelen Richtung und verbinden Nachrichten benachbarter Fotorezeptoren.

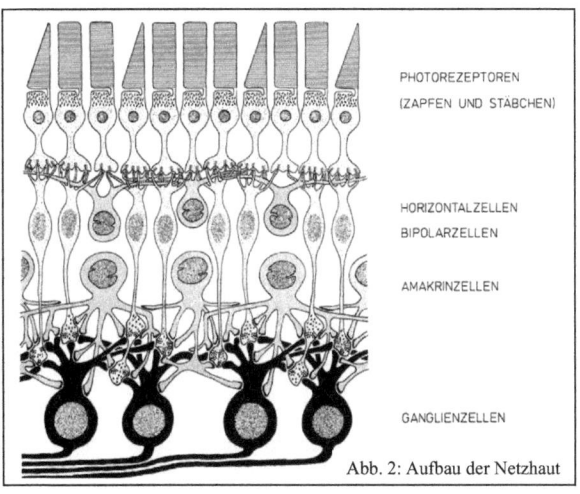

PHOTOREZEPTOREN
(ZAPFEN UND STÄBCHEN)

HORIZONTALZELLEN
BIPOLARZELLEN

AMAKRINZELLEN

GANGLIENZELLEN

Abb. 2: Aufbau der Netzhaut

Wenn das Licht auf die Netzhaut auftrifft, kommt es zu einer chemischen Reaktion, bei der die Moleküle in den Sinneszellen, die Fotopigmente, sich verändern. Es entsteht eine Hyperpolarisation des Membranpotenzials der Fotorezeptoren, welches wiederum zu einem depolarisierten Membranpotenzial in den angeschlossenen Bipolarzellen führt. Diese leiten das Erregungsmuster dann an die Ganglienzellen weiter, wodurch Aktionspotentiale ausgelöst werden. Die Axone der Ganglienzellen bilden die Sehnerven, die die Informationen an das Gehirn übertragen. Einzelne Ganglienzellen erhalten ihren Input von mehreren Fotorezeptoren, insgesamt konvergieren die 126 Millionen Fotorezeptoren auf nur eine Millionen Ganglienzellen. In der Peripherie erhalten Ganglienzellen Informationen von vielen Rezeptoren und damit von einer großen Fläche des Sehfeldes. In der Sehgrube sind die einzelnen Zapfen hingehen meist direkt mit einer Ganglienzelle verbunden, was auch zu der guten Sehschärfe der Sehgrube führt. Die Zuständigkeit oder die Bereiche der Sinnesrezeptoren, die jeweils zu einer Ganglienzelle führen, werden auch als rezeptive Felder bezeichnet und überlappen sich gegenseitig. Rezeptive Felder sind kreisrund und zeichnen sich durch ihre unterschiedliche Sensibilität im Zentrum und in ihrem Umfeld aus. Es werden ON- und OFF-Neurone unterschieden. Ein ON-Neuron hat ein erregendes Zentrum und ein hemmendes Umfeld, d.h. wird ein Lichtreiz dem Zentrum des rezeptiven Feldes dargeboten wird die Ganglienzelle erregt, wird dieser Reiz aber auch oder nur dem Umfeld dargeboten wird sie gehemmt (vgl. Abb. 3), bei OFF-Neuronen ist es umgekehrt. Die Organisation der rezeptiven Felder in Zentrum und Umfeld führt zu einer Kontrastverstärkung, wir können dadurch helle und dunkle Bereiche in unserem Sehfeld besser voneinander abgrenzen. ON- und OFF-Neurone liefern unterschiedliche Arten von Informationen für die Hell-Dunkel-Wahrnehmung, während die ON-Neurone

es uns ermöglichen Licht-punkte zu entdecken, die heller sind als ihr Hinter-grund, ermöglichen es uns die OFF-Neurone Licht-punkte zu entdecken, die dunkler sind.

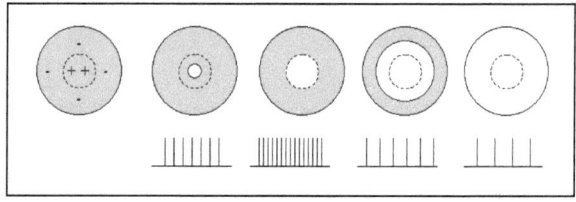

Abb. 3: Erregungsmuster einer ON-Ganglienzelle

Auch für die Farbwahrnehmung existieren unterschiedliche Ganglienzellen, Neurone des Gelb-Blau-Systems reagieren im Zentrum ihres rezeptiven Feldes selektiv auf den Farbreiz Gelb, in ihrem Umfeld auf Blau. Rot-Grün-Neurone, die zu einem zweiten Farbsystem gehören, zeigen ein ähnliches Verhalten mit den Farbreizen Rot und Grün. Die Verarbeitung von Hell-Dunkel-Unterschieden und von Farben beginnt also bereits in der Netzhaut.

2. Corpus geniculatum laterale

Nach dem Teile der Sehnerven sich im Chiasma Opticum (Sehnervenkreuzung) gekreuzt haben, treffen ca. 90% der Axone der Ganglienzellen aus der Retina auf einen Kern im Thalamus, den so genannten Corpus geniculatum laterale oder auch Kniehöcker genannt (vgl. Abb. 5). Dieser Kern enthält sechs Schichten von Neuronen, anatomisch lassen sich die beiden inneren Schichten 1 und 2 von den äußeren Schichten 3-6 abgrenzen, die Zellkörper der magnocellulären (1,2) sind deutlich größer als die der parvocellulären Schichten (3-6) (vgl. Abb. 4). Weitere Neurone befinden sich in den interlaminaren oder auch koniocellulären Schichten, diese liegen jeweils zwischen den beiden anderen Schichten. Die Unterscheidung spiegelt sich auch in der Verarbeitung der visuellen Information wieder, jede Schichtart analysiert verschiedenartige visuelle Information, ihren Input erhalten die einzelnen Schichten jeweils von verschiedenen Ganglienzellen der Retina. Jede Schicht empfängt nur Input von jeweils einem Auge, die Schichten 1, 4 und 6 erhalten ihren Input vom kontralateralen Auge und die Schichten 2, 3 und 5 erhalten ihren Input vom ipsilateralen Auge. Im Chiasma opticum kreuzen nur die Axone der Ganglienzellen der beiden inneren Hälften der

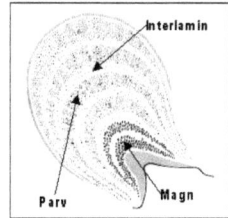

Abb. 4: Corpus geniculatum laterale

Augen. Diese Axone gelangen also jeweils zum Corpus geniculatum laterale in der entgegengesetzten Hemisphäre. Die Axone aus den äußeren Hälften der Retina verbleiben auf derselben Seite des Gehirns (vgl. Abb. 5). Wenn reflektiertes Licht von einem Gegenstand die Linse des Auges durchdringt, kehrt sich das Bild dieses Gegenstandes auf der Retina um. Außerdem wird links und rechts miteinander vertauscht. Jede Hemisphäre erhält deswegen Informationen von der kontralateralen Hälfte des Sehfelds. Die rechte Hälfte des Gesichtsfelds wird also in unsere linke Hemisphäre projiziert und die linke Hälfte des Gesichtsfelds in die rechte Hemisphäre. Die Neurone des Corpus geniculatum laterale senden ihre Axone, und damit die visuellen Informationen, dann zur pri-

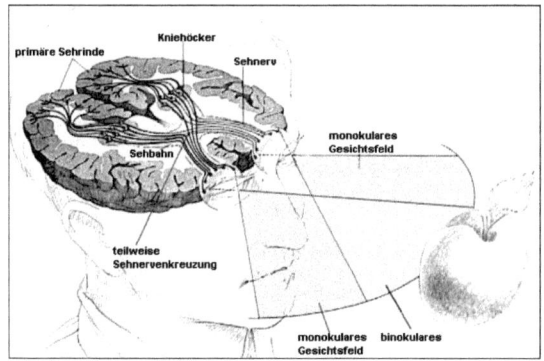

Abb. 5: Die Sehbahn von den Augen bis zur primären Sehrinde

mären Sehrinde im Okzipitallappen. Wie oben bereits angesprochen treffen nur ca. 90% der

Axone der Ganglienzellen der Retina auf das Corpus geniculatum laterale, ein weiterer Pfad projiziert zum Hypothalamus, der die Aktivitätszyklen auf die 24-Stunden-Rhythmik von Tag und Nacht synchronisiert. Andere Pfade führen zum optischen Tectum und zu den prätectalen Kernen, diese koordinieren die Augenbewegungen, regeln den Lichteinfall durch den muskel sowie die Fokussierung der Abbilder auf der Retina durch Veränderungen der form. Zusätzlich sind diese Bereiche an der Aufmerksamkeitsausrichtung auf plötzliche Reize in der Peripherie beteiligt.

3.Primärer visueller Kortex

Der primäre visuelle Kortex (Area striata) besteht, wie die gesamte Hirnrinde, aus sechs Schichten. In den einzelnen Schichten liegen die Neurone, die für die weitere Verarbeitung der visuellen Informationen verantwortlich sind. Die Axone aus dem Corpus geniculatum laterale treffen in unterschiedlichen Schichten ein. Die Informationen von den parvocellulären

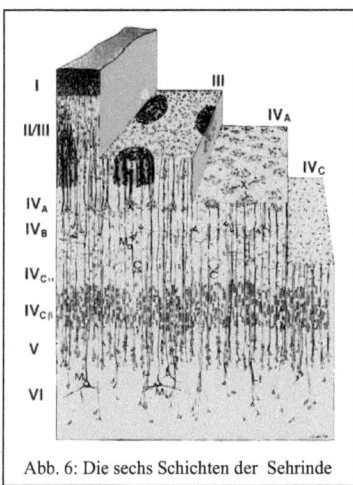

Abb. 6: Die sechs Schichten der Sehrinde

und magnocellulären Schichten treffen in der mittleren Schicht IV (Cα und Cβ) ein (vgl. Abb. 6), woraufhin sie dann auf höhere Schichten umgeschaltet und von neuronalen Schaltkreisen analysiert werden. Die Informationen der koniocellulären Schicht treffen in der Schicht III ein. Der primäre visuelle Kortex ist retinotop organisiert, d.h. wenn wir die Oberfläche des gestreiften Kortex einer Hemisphäre ausbreiten würden, erhalten wir eine Karte der kontralateralen Hälfte des Gesichtsfelds. Benachbarte Felder bzw. Erregungsmuster in der Retina werden also auf benachbarte Neurone im visuellen Kortex abgebildet. Die Größenverhältnisse sind allerdings unterschiedlich, denn 25% der Area striata widmen sich allein der Analyse der Information aus der Fovea, obwohl diese ja nur einen sehr kleinen Abschnitt der Retina einnimmt. In den sechs Schichten des Kortex (vgl. Abb. 6) lassen sich unterschiedliche Neuronentypen voneinander abgrenzen. Bereits Hubel & Wiesel (1959) haben bei einem Experiment an Katzen bemerkt, dass die Neurone im primären visuellen Kortex gar nicht auf einzelne Lichtreize reagieren, sondern, dass sie selektiv auf bestimmte Merkmale von gesehenen Gegenständen reagieren. Die Reaktionen auf diese Merkmale erfolgen in ähnlicher Weise, wie die Reiz-Reaktionen der Ganglienzellen in der Retina. Es existieren also auch im primären visuellen Kortex rezeptive Felder. Hubel & Wiesel unterscheiden verschiedene Zellen: Einfache Zellen, Komplexe Zellen und Hyperkomplexe Zellen (Hubel & Wiesel 1959; Hubel & Wiesel 1962; Hubel & Wiesel 1977).

Die Einfachen Zellen (vgl. Abb. 7) sind orientierungssensible Neurone, sie reagieren auf bestimmte Orientierungen. Diese Zellen werden erregt, wenn eine Linie mit einer bestimmten Orientierung im Zentrum ihres rezeptiven Felds liegt, erscheint diese Linie aber außerhalb des Zentrums, so wird die Zelle gehemmt. Jede mögliche Orientierung kann so durch unterschiedliche Einfache Zellen erfasst werden. Ein anderer Neuro-

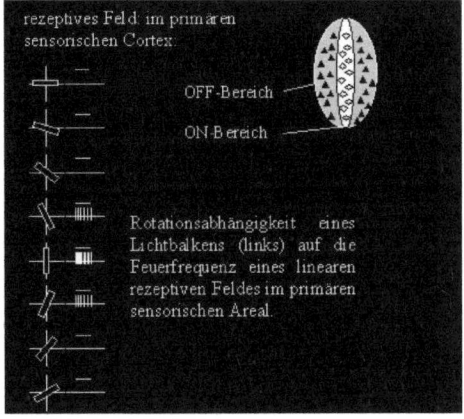

Abb. 7: Einfache Zelle mit vertikaler Orientierungssensibilität

nentyp wird so lange erregt, bis die Linie sich nicht mehr im rezeptiven Feld befindet, dies ist bei Komplexen Zellen der Fall, sie besitzen kein hemmendes Umfeld, wie die Einfachen Zellen, und können deshalb auch als Bewegungsdetektoren fungieren. Hyperkomplexe Zellen reagieren auch auf Linien bestimmter Orientierung, haben aber eine hemmende Region am Ende, sie dienen der Entdeckung von Ecken und Kanten, eine Hyperkomplexe Zelle wird also gehemmt wenn eine durchgezogene Linie in ihrem rezeptiven Feld liegt, sie wird aber erregt sobald diese Linie nicht mehr komplett durch das rezeptive Feld gezogen ist. Die drei beschriebenen Neuronentypen können nun also die visuellen Informationen aus der Netzhaut bereits hinsichtlich einfacher Objektmerkmale (vertikale, horizontale, diagonale und weitere Ausrichtungen), Bewegungen und Abgrenzungen von Objektmerkmalen analysieren (Ecken, Kanten). Ergänzend zu Hubel & Wiesel fanden nachfolgende Forschergruppen heraus, dass die Neurone eher auf Sinuswellenstreifenmuster bestimmter Raumfrequenz und bestimmter Orientierung reagieren, anstatt auf einfache Linien, d.h. also, dass die rezeptiven Felder der Einfachen Zellen nicht wie angenommen aus Zentrum und Umfeld aufgebaut sind, sondern dass sie wie eine Sinuswelle aufgebaut sind, bei der sich erregende und hemmende Regionen abwechseln.

Es konnten zudem Neurone identifiziert werden, die zur Tiefenwahrnehmung beitragen, sie feuern, wenn beide Augen denselben Reiz in leicht verschiedener Lokalisation empfangen. Auch Farbinformationen werden bereits in der Area striata einer ersten Analyse unterzogen. Die dafür verantwortlichen Neurone befinden sich in so genannten Cytochromoxidase-(CO)Blobs, diese durchziehen die Schichten II, III, V, VI und lassen sich durch Anfärbung eines Enzyms der Mitochondrien lokalisieren (vgl. Abb. 8).

In neueren Unter-suchungen hat man feststellen können, dass sich der pri-märe visuelle Kor-tex aus Modulen zusammensetzt.

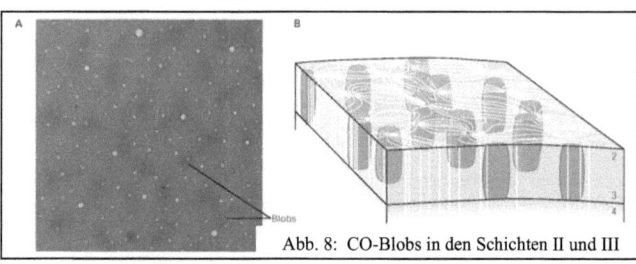

Abb. 8: CO-Blobs in den Schichten II und III

Alle Module zusammen erhalten die gesamte Information aus der Retina, sie kommunizieren untereinander und tauschen Informationen aus, die einzelnen Module analysieren aber jeweils nur einen kleinen Teil des Sehfelds auf verschiedene Merkmale. Die Module durchziehen alle Schichten des primären visuellen Kortex und bestehen aus zwei Segmenten, eins für den Input aus dem rechten und eins für den Input aus dem linken Auge. In jedem Segment sind die oben angesprochenen CO-Blobs enthalten, deren Neurone auf Farbreize reagieren. Die, um die Blobs, herumliegenden Neurone sind sensibel für Orientierung, Bewegung, Raumfrequenz und binokulare Disparität, das der Tiefenwahrnehmung dient. Alle Neurone eines Moduls analysieren Informationen aus demselben Bereich der Retina, so kann in jedem Teil des Seh-

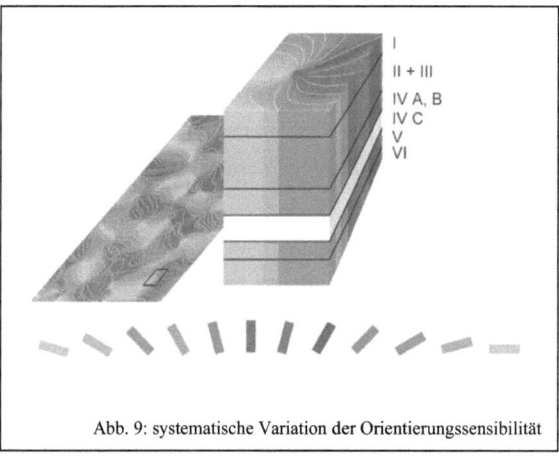

Abb. 9: systematische Variation der Orientierungssensibilität

felds jede mögliche Orientie-rung und jede Farbe iden-tifiziert werden. In Abb.9 sieht man, dass die Orientie-rungssensibilität der Neuro-ne systematisch über den Kortex hinweg variiert. Verschiedene Farben stehen hier für verschiedene Orien-tierungen. Neurone mit ähn-licher Präferenz liegen nahe beisammen.

4. Extrastriater Kortex

Nachdem die visuellen Informationen im primären visuellen Kortex ersten Analysen unterzogen wurden, werden die dann aufbereiteten Informationen in Areale außerhalb der Area striata weitergeleitet. Die eigentliche Wahrnehmung von Farben, Gegenständen, Gesichtern, deren Lokalisation und Bewegung im Raum findet erst in den extrastriaten Bereichen statt. Trotz-

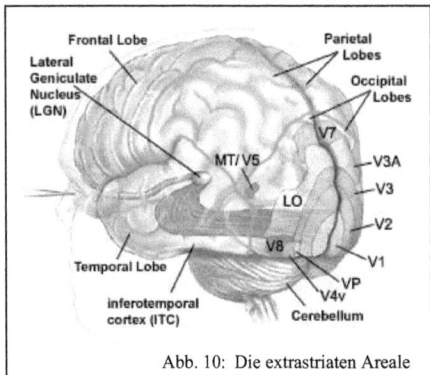

Abb. 10: Die extrastriaten Areale

dem ist die primäre Sehrinde (V1) für die visuelle Wahrnehmung unabdinglich, da hier einzelne Merkmale des Sehfeldes sozusagen voranalysiert werden, die abschließende Analyse der Merkmale erfolgt dann in den auch als sekundäre Sehrinde (V2-V8) (vgl. Abb. 10) bezeichneten Bereichen. Wie V1 sind auch die Regionen der sekundären Sehrinde retinotop aufgebaut und enthalten somit Repräsentationen

der Retina. Die neurobiologische Forschung zeigte bisher eindeutige Evidenz, dass die weitere Verarbeitung der visuellen Information über zwei Pfade erfolgt, und zwar zum einen über den ventralen Pfad, der zum inferioren Temporalkortex führt, und zum anderen über den dorsalen Pfad, der im visuellen Assoziationskortex des Parietallappens endet (vgl. Abb. 11). Auf

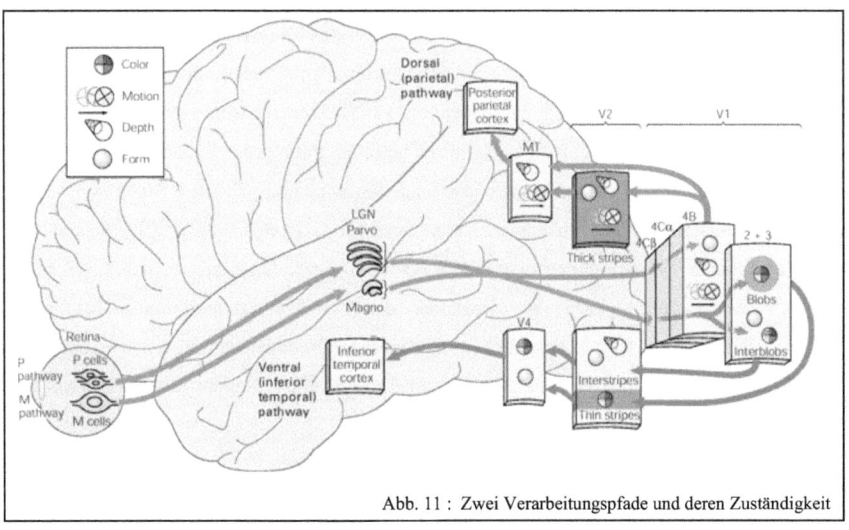

Abb. 11 : Zwei Verarbeitungspfade und deren Zuständigkeit

dem Weg über die beiden Pfade durchläuft die visuelle Information verschiedene weitere Regionen des extrastriaten Kortex, jede dieser Regionen ist auf bestimmte Merkmale der visuellen Information spezialisiert, d.h. die Neurone der einzelnen Regionen reagieren selektiv auf Farbe, Bewegung, binokulare Disparität oder Form. Die Regionen werden hierarchisch durchlaufen, V1 liegt hierarchisch gesehen am Anfang, danach werden die Informationen an untergeordnete Regionen, zunächst aber vor allem an die direkt an V1 angrenzende Region V2, weitergeleitet. Hier beginnen sich die beiden Pfade, denen unterschiedliche Funktionen zugeschrieben werden, zu trennen. Der ventrale Pfad dient der Farb- und Formwahrnehmung, der dorsale der Wahrnehmung von Bewegung und der räumlichen Lokalisation von Objekten.

Wahrnehmung von Formen und Farben (ventraler Pfad)

Wie bereits oben beschrieben, liefern die verschiedenen Schichten des Corpus geniculatum laterale unterschiedliche Informationen an V1. Die parvo- und die koniocellulären Schichten leiten Informationen über die Wellenlänge des Lichts, also Farbinformationen mit hoher räumlicher Auflösung an V1. Die magnocellulären Schichten hingegen leiten Informationen über Hell-Dunkel-Kontraste in hoher zeitlicher Auflösung weiter. Nach der Analyse der Informationen in V1 empfängt der dorsale Pfad den größten Teil des magnocellulären Inputs, der ventrale Pfad erhält ungefähr gleich große Anteile der Inputs der drei Schichten. Man kann deshalb vermuten, dass die Farbwahrnehmung vornehmlich entlang des ventralen Pfads erfolgt. Die Neurone der bereits zuvor angesprochenen CO-Blobs in V1 senden ihre Farbinformation zu einem spezifischen Subareal des extrastriaten Kortex, dem Areal V4. Schein & Desimone (1990) konnten V4-Neurone im Affenkortex identifizieren, die auf bestimmte Farben reagieren, einige davon reagierten zudem nur auf Farblinien bestimmter Orientierung. V4 ist also an der Analyse von Formen und Farben beteiligt. Patienten mit Läsionen dieser Region leiden an Achromatopsie, sie können also keine Farbtöne unterscheiden. Außerdem scheint V4 für die Herstellung der Farbkonstanz verantwortlich, dafür also, dass ein Gegenstand trotz unterschiedlicher Beleuchtungen in seiner Farbe konstant wahrgenommen wird. Bei Affen konnten Heywood et al. (1995) eine Hirnregion, die Area TEO, identifizieren die nachweislich zur Herstellung der Farbkonstanz benötigt wird. Sie befindet sich im inferioren Temporalkortex, genau vor V4. Beim Menschen konnte eine ähnliche Region identifiziert werden, die man allerdings V8 nennt (vgl. Abb. 10).

Auch die Formwahrnehmung findet vorwiegend im inferioren Temporalkortex entlang des ventralen Verarbeitungspfades statt, beginnen tut sie allerdings bereits mit den orientierungs- und raumfrequenzsensiblen Neuronen in V1. Zusammen mit der Farbwahrnehmung ergibt sich am Ende des ventralen Pfades die Wahrnehmung dreidimensionaler Objekte und ihres Hintergrunds. Im Affenhirn lässt sich das Areal TE von dem Areal TEO abgrenzen, TE ist dem Areal TEO vorgelagert. Die visuellen Informationen gelangen über V4 zu TEO und dann weiter zu TE. Die bisherigen Untersuchungen legen die Vermutung nahe, dass visuelle Objekte entlang des Pfades immer genauer erfasst werden. Die Neurone der Area TE reagieren hauptsächlich auf dreidimensionale Objekte, ihre Feuerrate ändert sich nicht, wenn sich die Größe oder die Lokalisation eines Objekts verändert. Diese Antworteigenschaften der Neurone der Area TE weisen darauf hin, dass die Hauptaufgabe von TE in der Objekterkennung liegen muss. Dabei sind allerdings nicht einzelne Zellen für komplexe Muster verantwortlich, vielmehr sind es die Aktivitäten großer Zellgruppen, die bestimmte Objekte im Sehfeld repräsentieren. Diese Zellgruppen zeigen sich in Form neuronaler Schaltkreise, sie werden aktiviert, wenn ein Objekt im Sehfeld erscheint und erkannt wird.

Die Neurone im inferioren Temporalkortex reagieren somit in ganz bestimmter Weise auf komplexe Formen, zu diesen komplexen Formen zählen unter anderem auch Gesichter. Nahe liegend ist demnach, dass das Erkennen dieser komplexen Formen und damit die neuronalen Schaltkreise im Laufe des Lebens erlernt werden, diese Vermutung konnten Logothetis et al. (1995) in Experimenten mit Affen bestätigen. Eine Schädigung des temporalen visuellen Assoziationskortex beim Menschen kann zu visueller Agnosie oder so genannter Prosopagnosie führen. Diese Patienten können, trotz normaler Sehschärfe und Intelligenz, keine Objekte bzw. Gesichter identifizieren. Erste Beweise für eine spezielle Gesichtererkennungsregion lieferten Moscovitch et al. (1997), die einen Patienten vorstellten, der keine Objekte dafür aber Gesichter erkennen konnte. Nach Untersuchungen mittels Elektrostimulation konnten Allison et al. (1994) eine Region des visuellen Assoziationskortex an der Gehirnbasis identifizieren, die für die Gesichtererkennung verantwortlich zu sein scheint. Allerdings zeigte sich, dass diese Region nicht allein für die Erkennung von vertrauten Gesichtern verantwortlich ist, auch andere Formen, die wir im Laufe unseres Lebens erlernen, für die wir sozusagen Experten sind, werden in diesem Areal gespeichert. Gaulthier et al. (1997) ließen Versuchspersonen künstliche Computerfiguren erlernen, es zeigten sich deutliche Aktivierungen des fusiformen Gesichtsfelds an der Hirnbasis beim Wiedererkennen der „Gnome" nach der Lernphase.

Wahrnehmung von Bewegung und räumlicher Lokalisation von Objekten (dorsaler Pfad)
Einige Axone entlang des dorsalen Pfads projizieren direkt von V1 in das weiter entfernte Areal V5 (MT), in dieser Region erfolgt die Analyse von Bewegungen. Die Area V5 befindet sich medial temporal und wird deshalb oft auch als Area MT bezeichnet. Neben dem direkten

Input aus V1 erhält diese Region Input von anderen Regionen des extrastriaten Kortex sowie den Colliculi superiores. Zur Wahrnehmung von Bewegungen sind zwingend die Inputs aus V1 und den Colliculi superiores notwendig. Die Neurone in V5 reagieren sensibel auf bestimmte Bewegungsrichtungen und zwar unabhängig von Form oder Farbe gesehener Objekte. Die Informationen aus V5 werden an eine angrenzende Region V5a weitergeleitet. Dort werden weitere Analysen durchgeführt, vor allem aber identifizieren die Neurone dort auch komplexe Bewegungsmuster, wie z.b. Kreis- oder Spiralbewegungen. Eine weitere Funktion dieser Unterregion ist die Analyse des optischen Fließens. Das optische Fließen beschreibt die Bewegung der Punkte im Sehfeld, die durch die relative Bewegung zwischen Beobachter und Umwelt verursacht wird. Um ein stabiles Bild der Umwelt wahrnehmen zu können, müssen Neurone existieren, die unsere eigenen Bewegungen kompensieren, diese liegen an der Verbindungsstelle von Temporal- und Parietallappen, in der Nähe des vestibulären Systems. Untersuchungen an Patienten mit Schädigungen in V5 zeigten das Phänomen der Akinetopsie, der Unfähigkeit Bewegungen wahrzunehmen.

Anhand von PET-Untersuchungen bei Menschen, die während einer Aufgabe den Ort von Objekten im Raum bestimmten sollten, konnte man zeigen, dass ein Teil des Parietallappens für die räumliche Lokalisation von Objekten zuständig ist. Seinen visuellen Input erhält der posteriore Parietalkortex von den extrastriaten Regionen, die Farb-, Orientierungs- und Bewegungswahrnehmung verarbeiten. Bei Schädigungen des Parietallappens zeigen sich die folgenden Ausfallerscheinungen, die auch in ihrem ganzen Ausmaß als Balint-Syndrom bezeichnet werden: Die Patienten zeigen eine optische Ataxie, eine okuläre Ataxie und Simultanagnosie, d.h. sie haben Schwierigkeiten beim Ergreifen von Objekten, Schwierigkeiten bei visuellen Abtastbewegungen und Schwierigkeit bei der Wahrnehmung von mehr als einem Objekt zur selben Zeit.

5. Diskussion

Das visuelle Verarbeitungssystem des Menschen gilt als relativ gut erforscht, trotz allem bleiben noch einige Unklarheiten bestehen und einzelne Fragen unbeantwortet. Zukünftige Forschung in diesem Bereich sollte sich vor allem auf folgende Punkte konzentrieren: Die Funktion des Corpus geniculatum laterale ist bislang noch unklar, nur ca. 10-20% der eingehenden Verbindungen des Kniehöckers kommen aus der Retina, die meisten Afferenzen stammen aus anderen Bereichen des Gehirns, wie von der Formatio reticularis im Hirnstamm und vom Kortex. Man vermutet, dass diese Inputs den Informationsfluss im Corpus geniculatum laterale kontrollieren, eindeutige Beweise dafür gibt's aber bislang noch nicht. Welche Prozesse laufen also genau im Kniehöcker ab und welche Vermittlungsrolle spielt er?

Ein weiteres sehr interessantes Gebiet beschäftigt sich mit der Frage, auf welche Art und Weise analysierte Merkmale des Sehfeldes zusammengeführt werden, so dass ein Gesamteindruck des Gesehenen entsteht? Dazu gehört auch die Lokalisation dieser Zusammenführung. Ebenso stellt sich die Frage, wie wir uns letztendlich der Wahrnehmung von visuellen Reizen bewusst werden. Fragen, wie diese stellen sich in ähnlicher Weise bei der Erforschung des auditiven Verarbeitungssystems oder den Verarbeitungssystemen anderer Sinnesreize. Antworten darauf werden sich aber wohl in naher Zukunft kaum finden lassen.

Zum Abschluss dieser Arbeit möchte ich noch einige kritische Punkte anmerken. Die meisten empirischen Befunde zur Untersuchung des visuellen Verarbeitungssystems wurden nicht am Menschen selbst durchgeführt, sondern an Primaten oder sogar an anderen Tieren, d.h. die gefundenen Ergebnisse sind oft nur begrenzt auf unser menschliches Gehirn generalisierbar, man kann also nicht immer von der gleichen Funktionsweise beim Menschen ausgehen. Erkenntnisse, die von Menschen direkt gewonnen wurden, stammen meist von Patienten mit speziellen Schädigungen, doch auch diese Art des Erkenntnisgewinns ist nicht unproblematisch, denn zumeist sind Läsionen von weit größerem Ausmaß und beschränken sich damit nicht nur auf Regionen der visuellen Verarbeitung.

Literaturverzeichnis

Carlson, N.R. (2004). Physiologische Psychologie (8. Auflage), Pearson Studium: München

Heywood C.A., Gaffan D. & Cowey A. (1995). Cerebral achromatopsia in monkeys. *Eur J Neurosci. 1995 May 1;7(5):1064-73.* [zit. nach Carlson, 2004, S.223]

Hubel, D.H. & Wiesel, T.N. (1959). Receptive fields of single neurones in the cat's striate cortex. *J Physiol. 959 Oct;148:574-91.*

Hubel, D.H. & Wiesel, T.N. (1962). Receptive fields, binocular interaction and functional architecture in the cat's visual cortex. *J Physiol. 1962 January; 160(1): 106–154*

Hubel, D.H. & Wiesel, T.N. (1977). Ferrier Lecture. Functional Architecture of Macaque Monkey Visual Cortex. *Proceedings of the Royal Society of London. Series B, Biological Sciences, Vol. 198, No. 1130 (May 19, 1977), pp. 1-59*

Gaulthier, L. & Tarr, M. (1997). *J. Vision Search, 1997, 37, 1673-1682.* [zit. nach Carlson, 2004, S.229]

Kandel, E.R., Schwartz, J.H. & Jessel, T.M. (2000). Principles of Neural Science (4th Edition). New York: McGraw-Hill

Logothetis, N.K., Pauls, J. &Poggio, T. (1995). Shape representation in the inferior temporal cortex of monkeys. *Current Biology Volume 5, Issue 5, May 1995, Pages 552-563.*[zit. nach Carlson, 2004, S.226]

Moscovitch, M., Winocur, G. & Behrmann, M. (1997). What Is Special about Face Recognition?: Nineteen Experiments on a Person with Visual Object Agnosia and Dyslexia but Normal Face Recognition. *The Journal of Cognitive Neuroscience, Vol 9, 555-604.* [zit. nach Carlson, 2004, S.227]

Schein, S.J. & Desimone, R. (1990). Spectral properties of V4 neurons in the macaque. *Journal of Neuroscience, Vol 10, 3369-3389* [zit. nach Carlson, 2004, S.222]

Trepel, M. (2004). Neuroanatomie – Struktur und Funktion (3. Auflage). München: Elsevier

Grafiken:

Abb. 1: Aufbau des Auges

http://www.dma.ufg.ac.at/assets/16457/intern/auge.jpg

Zugriff: 29.01.2008

Abb. 2: Aufbau der Netzhaut

http://www.pattern-project.org/wp-content/uploads/2006/12/abb-01-m.jpg

Zugriff: 29.01.2008

Abb. 3: Erregungsmuster einer ON-Ganglienzelle

http://de.wikipedia.org/wiki/Rezeptives_Feld

Zugriff: 02.02.2008

Abb. 4: Corpus geniculatum laterale

http://edoc.hu-berlin.de/habilitationen/brandt-stephan-a-2001-12-04/HTML/objct6.png

Zugriff: 30.01.2008

Abb. 5: Die Sehbahn von den Augen bis zur primären Sehrinde

http://www.scheffel.og.bw.schule.de/faecher/science/biologie/sehsinn/5praktikum/sehbahn.gif

Zugriff: 30.01.2008

Abb. 6: Die sechs Schichten der primären Sehrinde

http://webvision.med.utah.edu/imageswv/FIG16Cortex3D.jpg

Zugriff: 05.02.2008

Abb. 7: Einfache Zelle mit vertikaler Orientierungssensibilität

http://brain.exp.univie.ac.at/y_wsss_bilder/h_08_seh.gif

Zugriff: 02.02.2008

Abb. 8: CO-Blobs in den Schichten II und III

aus Kandel, E.R., Schwartz, J.H. & Jessel, T.M. (2000) Principles of Neural Science
(4th Edition). New York: McGraw-Hill

Abb. 9: Orientierungssensibilität der Neurone um ein CO-Blob
http://www.allpsych.uni-giessen.de/karl/teach/aka_files/image016.jpg
Zugriff: 05.02.2008

Abb. 10: Die extrastriaten Areale
http://thebrain.mcgill.ca/flash/a/a_02/a_02_cr/a_02_cr_vis/a_02_cr_vis_3c.jpg
Zugriff: 06.02.2008

Abb. 11: Zwei Verarbeitungspfade
aus Kandel, E.R., Schwartz, J.H. & Jessel, T.M. (2000) Principles of Neural Science
(4th Edition). New York: McGraw-Hill